SCHLAFLOS?

Tipps und Tricks gegen Schlafstörungen

Philipp Frühwirth

INHALT

WAS SIND SCHLAFSTÖRUNGEN UND WELCHE ARTEN GIBT ES?

Schlafstörungen sind ein sehr häufiges Problem, das einen negativen Einfluss auf die Gesundheit, die Leistungsfähigkeit und die Lebensqualität haben kann. Sie treten in verschiedenen Formen auf und betreffen Menschen jeden Alters. Im Grunde genommen ist eine Störung des Schlafes eine Veränderung in der Menge, Qualität oder Zeit des Schlafs, die den Körper und das Wohlbefinden beeinträchtigt.

Insgesamt kann man anhand der Symptome verschiedene Arten von Schlafstörungen unterscheiden. Die häufigsten Arten sind Schlaflosigkeit, Schlafapnoe, Restless-Legs-Syndrom, Narkolepsie und Parasomnien.

Schlaflosigkeit ist die am weitesten verbreitete Form der Schlafstörung und wird durch Schwierigkeiten beim Einschlafen, beim Durchschlafen oder zu frühes Aufwachen gekennzeichnet. Sie kann bei jedem Alter auftreten und kann durch Stress, Ängste, Depressionen, körperliche Schmerzen oder schlechte Schlafgewohnheiten verursacht werden.

Schlafapnoe ist eine Störung, bei der der Betroffene während des Schlafes mehrere, manchmal hunderte, Atemaussetzer hat, die kurz den Sauerstoffgehalt im Blut senken. Sie tritt oft bei Übergewicht, bei älteren Menschen oder bei Menschen mit Schlafapnoe in der Familie auf. Zu den Symptomen gehören starkes Schnarchen und am Morgen ein Gefühl von Müdigkeit.

Das Restless-Legs-Syndrom ist eine Erkrankung, bei der der Betroffene ein unangenehmes Gefühl in den Beinen hat, das nur durch Bewegung gelindert werden kann. Es wird oft von einer

Unfähigkeit begleitet, sich in einer bestimmten Position während des Schlafes zu halten, was die Schlafqualität beeinträchtigen kann.

Narkolepsie ist eine neurologische Störung, die durch unkontrollierbare Schlafattacken während des Tages gekennzeichnet ist. Sie kann Menschen jeden Alters betreffen und ist oft begleitet von Halluzinationen beim Einschlafen oder Aufwachen sowie durch Lähmungserscheinungen bei Aufwachen.

Parasomnien sind ungewöhnliche Verhaltensweisen im Zusammenhang mit dem Schlaf. Dazu gehören Schlafwandeln, Alpträume und Zähneknirschen. Parasomnien können auf Stress, Medikamente oder eine Familiengeschichte zurückzuführen sein und können den Schlaf und das Wohlbefinden beeinträchtigen.

Insgesamt ist es wichtig zu beachten, dass Schlafstörungen ein sehr häufiges Problem sind. Oft können einfache Änderungen im Lebensstil die Schlafqualität verbessern. Wenn Schlafstörungen jedoch anhalten und die Lebensqualität beeinträchtigen, ist es wichtig, medizinischen Rat von einem Arzt oder einem Schlaftherapeuten zu suchen. Mit Hilfe von Fachleuten kann man eine passende Therapie oder andere Behandlungsmöglichkeiten finden, um einen erholsamen Schlaf und eine bessere Lebensqualität zu erreichen.

DIE AUSWIRKUNGEN VON SCHLAFSTÖRUNGEN AUF DIE GESUNDHEIT

Schlaf ist ein essentieller Bestandteil unseres täglichen Lebens und gilt als eine Grundvoraussetzung für unser Wohlbefinden. Wenn wir gut schlafen, können wir uns besser konzentrieren, fühlen uns ausgeglichener und sind insgesamt leistungsfähiger. Schlafstörungen, die das Ein- oder Durchschlafen beeinträchtigen, haben jedoch erhebliche negative Auswirkungen auf unser körperliches und psychisches Wohlbefinden.

Eine der offensichtlichsten Auswirkungen von Schlafstörungen ist das Gefühl von Müdigkeit und Erschöpfung während des Tages. Wer unter einer schlechten Schlafqualität leidet, kann sich nicht ausreichend erholen und regenerieren. Folglich kann sich die gesamte Körperfunktion insbesondere die Gedächtnisleistung und Konzentrationsfähigkeit verschlechtern. Studien haben gezeigt, dass Schlafstörungen einen Einfluss auf die Entscheidungsfindung und das Arbeitsgedächtnis haben und auch die Hand-Augen-Koordination beeinträchtigen können. Hierdurch kann das Risiko von Arbeitsunfällen oder Verkehrsunfällen erhöht werden.

Darüber hinaus kann ein chronischer Schlafmangel zu einem erhöhten Risiko für chronische Erkrankungen beitragen. Menschen, die unter Schlafmangel leiden, neigen dazu, ein höheres Maß an Stress zu empfinden. Stress wiederum ist ein bekannter Risikofaktor für eine Vielzahl von Erkrankungen, wie zum Beispiel Diabetes, Depressionen, Angstzustände, Herzkreislauferkrankungen und Übergewicht. Auch das Immunsystem leidet unter Schlafstörungen und ist dadurch anfälliger für Infektionen und Entzündungen.

Schlafstörungen können auch emotionale Auswirkungen haben. Wenn jemand nicht genug Schlaf bekommt, fühlt er sich oft gereizt und angespannt. Dies kann sich auf seine zwischenmenschlichen Beziehungen auswirken und zu Konflikten im privaten und beruflichen Umfeld führen. Langfristig kann dies zu Isolation und Einsamkeit führen, wodurch die psychische Gesundheit weiter beeinträchtigt wird. Einige Menschen mit Schlafproblemen neigen auch dazu, Depressionen oder Angstzustände zu entwickeln, wenn sie über einen längeren Zeitraum hinweg unter Schlafstörungen leiden.

Insgesamt ist es sehr wichtig, Schlafstörungen ernst zu nehmen. Auch wenn sie oft als ‚kleine' Unannehmlichkeiten angesehen werden, können sie langfristige Auswirkungen auf die körperliche und psychische Gesundheit haben. Wenn Sie sich von einer Schlafstörung betroffen fühlen, sollten Sie sich von einem Arzt oder einer Fachperson beraten lassen und gegebenenfalls eine Behandlung in Betracht ziehen, um Ihre Schlafqualität zu verbessern und mögliche Folgeerkrankungen zu verhindern.

WIE ENTSTEHEN SCHLAFSTÖRUNGEN UND WELCHE FAKTOREN BEGÜNSTIGEN SIE?

Schlafstörungen beeinflussen Menschen in unterschiedlicher Weise und können durch verschiedene Faktoren begünstigt werden. Die Ursachen sind häufig vielschichtig und können körperliche, psychische oder auch externe Faktoren umfassen.

Ein wichtiger Faktor bei Schlafstörungen ist der Stress. Viele Menschen, die unter Schlafproblemen leiden, empfinden im Alltag sehr viel Stress. Die Gründe dafür können beruflicher oder privater Natur sein. Chronischer Stress kann jedoch das Nervensystem belasten und die Fähigkeit des Körpers zur Entspannung und Regeneration beeinträchtigen.

Auch eine ungesunde Lebensweise kann zu Schlafstörungen führen. Alkohol, Nikotin, Koffein oder bestimmte Medikamente können den Schlaf beeinflussen. Deshalb sollten Menschen, die zu Schlafstörungen neigen, auf eine gesunde Ernährung achten und sich ausreichend bewegen.

Eine weitere Ursache von Schlafstörungen ist eine falsche Schlafumgebung. Ein Schlafzimmer sollte ruhig, dunkel und gut belüftet sein. Auch die Schlafposition kann eine Rolle spielen. Menschen, die auf dem Bauch schlafen, können Verspannungen und Rückenschmerzen entwickeln, die den Schlaf beeinträchtigen.

Nicht zuletzt können auch psychische Probleme Schlafstörungen auslösen. Zu diesen zählen beispielsweise Depressionen,

Angststörungen oder posttraumatische Belastungsstörungen. Diese psychischen Störungen können sich negativ auf die Schlafqualität auswirken.

Es gibt auch körperliche Erkrankungen, die Schlafstörungen begünstigen. Dazu können Schmerzen, Atemprobleme wie das Schlaf-Apnoe-Syndrom, Stoffwechselstörungen wie Diabetes oder auch Hormonstörungen wie die Schilddrüsenunterfunktion zählen.

Unter bestimmten Umständen können auch Lebensphasen wie Schwangerschaft, Menopause oder pubertäre Veränderungen zu Schlafstörungen führen.

Zusammenfassend gibt es viele Faktoren, die Schlafstörungen begünstigen können. Ein gesunder Lebensstil, eine angepasste Schlafumgebung und ein achtsamer Umgang mit Stress und psychischen Belastungen können dabei helfen, die Schlafqualität zu verbessern. Bei anhaltenden Schlafproblemen ist es ratsam, einen Arzt aufzusuchen, um mögliche körperliche oder psychische Ursachen auszuschließen oder zu behandeln.

DER ZUSAMMENHANG VON STRESS UND SCHLAFSTÖRUNGEN

Stress kann ein bedeutender Faktor bei der Entstehung von Schlafstörungen sein. Chronischer Stress kann zu Schlafproblemen führen und gleichzeitig Schlafprobleme können wiederum den Stresslevel erhöhen. Insbesondere in Zeiten von Stress oder Belastung können Menschen Probleme haben, gut zu schlafen.

Der Zusammenhang zwischen Stress und Schlafstörungen kann auf verschiedene Arten erklärt werden. Zum einen kann der ständige Stress die körperliche Regulation beeinträchtigen, indem zum Beispiel das Hormonsystem aus der Balance kommt. Der Körper produziert mehr Stresshormone wie Adrenalin und Cortisol, was den Körper in einen Zustand der Wachsamkeit versetzt, der den Schlaf stören kann.

Darüber hinaus kann Stress auch dazu führen, dass der Verstand nicht zur Ruhe kommt. Gerade in Phasen von Stress scheint das Gehirn schwer abschalten zu können. Typische Gedanken können beispielsweise Sorgen oder Angst vor der Zukunft, Probleme oder Konflikte am Arbeitsplatz oder in Beziehungen sein. Aufgrund dessen können Menschen unter Schlaflosigkeit leiden, weil ihr Gehirn ständig aktiv ist und sich Gedanken im Kreis drehen.

Da Stress ein wichtiges Thema ist, sollte versucht werden, ihn möglichst zu reduzieren. Denn wenn Menschen lernen, sich zu entspannen und Stress abzubauen, können sie besser schlafen und sind gesünder. Regelmäßige Entspannungsübungen wie Yoga, Progressive Muskelentspannung oder autogenes Training können insbesondere bei der Vorbeugung von Schlaflosigkeit helfen.

Insgesamt kann festgestellt werden, dass der Zusammenhang zwischen Stress und Schlafstörungen sehr eng ist. Chronischer Stress kann nicht nur zu Schlafproblemen führen, sondern auch zu allgemeiner schlechter Gesundheit und zur Entstehung von Krankheiten beitragen. Eine gute Stressbewältigung durch Entspannungsübungen, Sport, soziale Kontakte und eine gesunde Lebensweise kann dazu beitragen, Stress und Schlafstörungen zu reduzieren.

DIE ROLLE VON SCHLAFHYGIENE BEI DER VORBEUGUNG VON SCHLAFSTÖRUNGEN

Eine gute Schlafhygiene spielt eine wichtige Rolle dabei, Schlafstörungen vorzubeugen und einen gesunden und erholsamen Schlaf zu fördern. Hierbei geht es um Verhaltensweisen und Gewohnheiten, die den Schlaf fördern und ihn nicht beeinträchtigen. Im Folgenden werden einige wichtige Faktoren für eine gute Schlafhygiene erläutert.

Regelmäßiger Schlafrhythmus
Ein regelmäßiger Schlafrhythmus ist sehr wichtig für eine gute Schlafhygiene. Tatsächlich ist es ratsam, zu versuchen, jeden Tag zur gleichen Zeit ins Bett zu gehen und aufzustehen. Dadurch wird ein harmonischer Schlafrhythmus geschaffen, der den Einschlafvorgang erleichtert und für einen besseren Schlaf sorgt.

Optimale Schlafbedingungen schaffen
Es ist wichtig, optimale Schlafbedingungen zu schaffen, um einen guten Schlaf zu gewährleisten. Hierzu zählen verschiedene Faktoren wie Raumtemperatur, Beleuchtung, Lärm und Gerüche. Ein kühler Raum und eine Dunkelheit sind ideal für einen erholsamen Schlaf. Störende Geräusche oder Gerüche sollten vermieden werden.

Eine gute Matratze und Kissen wählen
Eine gute Matratze und Kissen spielen eine wichtige Rolle für einen gesunden Schlaf. Sie sollten auf den individuellen Bedürfnissen abgestimmt sein, um eine optimale Unterstützung für den Körper zu bieten und Schmerzen zu vermeiden.

Zeit für Entspannung schaffen
Stress und Sorgen können den Schlaf beeinträchtigen. Daher ist es empfehlenswert, Zeit für Entspannung und Erholung zu schaffen. Das kann beispielsweise durch Yoga, Meditation, autogenes Training oder progressive Muskelentspannung erreicht werden. Auch ein Spaziergang oder ein Bad kann dabei helfen, den Geist zu beruhigen.

Keine schweren Mahlzeiten vor dem Schlafengehen
Schwere Mahlzeiten vor dem Schlafengehen können Verdauungsprobleme und Unwohlsein verursachen und den Schlaf stören. Es ist ratsam, einige Stunden vor dem Schlafengehen keine großen Mahlzeiten zu sich zu nehmen.

Kein Koffein und Alkohol vor dem Schlafengehen
Koffein und Alkohol können den Schlaf stören und Schlafstörungen begünstigen. Daher sollten diese Substanzen einige Stunden vor dem Schlafengehen vermieden werden.

Regelmäßige Bewegung
Regelmäßige Bewegung und Sport können dazu beitragen, einen gesunden Schlaf zu fördern. Es ist jedoch wichtig, die körperliche Aktivität einige Stunden vor dem Schlafengehen zu beenden, da dies den Körper aufwecken und den Einschlafprozess stören kann.

Fazit
Eine gute Schlafhygiene kann wesentlich dazu beitragen, Schlafstörungen zu vermeiden und einen gesunden und erholsamen Schlaf zu fördern. Durch regelmäßige Schlafgewohnheiten, eine angenehme und ruhige Schlafumgebung und gesunde Lebensgewohnheiten kann der Schlaf verbessert werden.

DIE BEDEUTUNG VON SCHLAFUMGEBUNG UND SCHLAFPLATZ

Die Wahl des richtigen Schlafplatzes und der optimalen Schlafumgebung gehört zu den wichtigsten Faktoren, wenn es darum geht, gesunden Schlaf zu fördern und Schlafstörungen vorzubeugen. Im Folgenden werden einige Tipps und Empfehlungen dazu vorgestellt.

Ein wichtiger Faktor ist beispielsweise die Matratze. Eine gute Matratze sorgt dafür, dass der Körper optimal gestützt ist und die Wirbelsäule in ihrer natürlichen Form gehalten wird. Es empfiehlt sich hierbei, auf hochwertige Modelle zurückzugreifen und regelmäßig die Matratze zu wechseln, um Verschleißerscheinungen zu vermeiden.

Ein weiteres wichtiges Element ist das Kissen. Auch hier spielt wiederum die Qualität eine entscheidende Rolle. Es sollte darauf geachtet werden, dass das Kissen den Hals und Nacken optimal unterstützt und Nackenschmerzen vermieden werden können. Zudem ist die Höhe des Kissens entscheidend. Eine zu hohe oder flache Position des Kopfkissens kann zu Rückenproblemen und Kopfschmerzen führen.

Auch die Bettauflage trägt zur Schlafqualität bei. Eine atmungsaktive Bettdecke, die Feuchtigkeit gut aufnehmen kann, sowie hochwertige Bettwäsche verbessern das Schlafklima. Zudem sollte man auf einen angemessenen Temperaturausgleich achten, um Nachtschweiß und Frieren zu vermeiden.

Um eine optimale Schlafumgebung zu schaffen, sollte auf eine ausreichende Dunkelheit geachtet werden. Eine zu helle

Schlafumgebung kann dazu führen, dass das Melatonin, das für einen gesunden Schlaf verantwortlich ist, gehemmt wird. Deshalb empfiehlt es sich, blickdichte Vorhänge oder Rollos zu verwenden, um das Zimmer abzudunkeln.

Auch die Geräuschkulisse trägt zur Schlafqualität bei. Es empfiehlt sich, auf komplett ruhige Verhältnisse im Zimmer zu achten. Falls das nicht umsetzbar ist, können Ohrstöpsel oder eine sanfte Hintergrundmusik für eine bessere Entspannung sorgen.

Ein weiterer wichtiger Faktor ist die Raumtemperatur. Ideal für den Schlaf ist eine Temperatur von 16 bis 18 Grad Celsius. Bei zu hohen Raumtemperaturen kann es zu Unwohlsein und Schwitzen kommen. Bei zu niedrigen Temperaturverhältnissen kann es hingegen zu Kältegefühlen oder sogar zu Krämpfen kommen.

Im Allgemeinen sind Luxus-Elemente wie ein Fernseher oder Computer in der Schlafumgebung zu vermeiden. Sie können von den wichtigsten Merkmalen wie vollkommener Ruhe und Dunkelheit ablenken und es dem Körper unnötig schwer machen, in eine tiefe Phase des Schlafs zu gelangen.

Zusammenfassend ist somit festzuhalten, dass die Wahl des richtigen Schlafplatzes sowie der adäquaten Schlafumgebung für die Vermeidung von Schlafstörungen einen enormen Einfluss hat. Wenn man diesen Faktoren ausreichende Aufmerksamkeit und Pflege schenkt, kann man zu einem gesunden und erholsamen Schlaf beitragen und seine allgemeine Gesundheit und Lebensqualität verbessern.

DIE ROLLE VON ERNÄHRUNG UND BEWEGUNG AUF DEN SCHLAF

Eine ausgewogene Ernährung und körperliche Aktivität spielen eine wichtige Rolle für einen guten und erholsamen Schlaf. Untersuchungen haben gezeigt, dass bestimmte Lebensmittel und Bewegungsmuster den Schlaf positiv beeinflussen können.

Ernährung:

Eine ausgewogene Ernährung kann dazu beitragen, den Schlaf zu regulieren. Kohlenhydratreiche Nahrungsmittel wie Vollkornprodukte, Reis und Nudeln helfen dem Körper, den Botenstoff Serotonin zu produzieren. Serotonin ist ein Neurotransmitter, der unserem Körper und Geist ein Gefühl von Ruhe und Gelassenheit vermittelt. Auf der anderen Seite sollten vor allem vor dem Schlafengehen alkoholische Getränke, zuckerhaltige und fettreiche Nahrungsmittel vermieden werden, da sie den Schlaf negativ beeinflussen können.

Einige Lebensmittel enthalten auch spezielle Schlaf unterstützende Inhaltsstoffe. Ein Beispiel ist Milch, die Tryptophan enthält. Tryptophan ist essentiell für die Bildung von Serotonin und Melatonin, die beide bei der Regulierung des Schlaf-Wach-Rhythmus eine wichtige Rolle spielen. Auch Bananen, Walnüsse, Lachs und Spinat können die Produktion von Serotonin und Melatonin unterstützen.

Bewegung:

Regelmäßige körperliche Aktivität kann dazu beitragen, den Schlaf-Wach-Rhythmus zu regulieren und den Schlaf zu fördern. Durch körperliche Aktivität reduziert der Körper das Stresshormon Cortisol und produziert stattdessen Endorphine. Endorphine sind Neurotransmitter, die den Körper entspannen und ein Gefühl des Wohlbefindens vermitteln. Es ist jedoch wichtig, darauf zu achten, dass körperliche Aktivität nicht unmittelbar vor dem Schlafengehen stattfindet, da es dem Körper Zeit geben muss, wieder in einem ruhigeren Zustand zu kommen.

Es ist auch wichtig, sich an einen regelmäßigen Schlafrhythmus zu gewöhnen, da körperliche Aktivität am besten unterstützend wirkt, wenn sie in einen solchen Rhythmus integriert wird. Der beste Zeitpunkt für körperliche Aktivität ist am Nachmittag, aber auch morgendliche Bewegung kann dazu beitragen, den Schlaf-Wach-Rhythmus zu regulieren.

Zusammenfassend kann gesagt werden, dass eine ausgewogene Ernährung und regelmäßige körperliche Aktivität eine wichtige Rolle bei der Regulation des Schlafs spielen können. Es ist jedoch auch wichtig, auf individuelle Bedürfnisse und Einschränkungen zu achten und sich bei Schlafstörungen professionell behandeln zu lassen. Auch wenn eine gesunde Lebensweise helfen kann, den Schlaf zu fördern, sollte eine professionelle Diagnose und Behandlung durch einen qualifizierten Arzt oder Schlaftherapeuten nicht vernachlässigt werden.

DIE AUSWIRKUNGEN VON DROGEN- UND ALKOHOLKONSUM AUF DEN SCHLAF

Eine der häufigsten Ursachen von Schlafstörungen ist der Konsum von Drogen und Alkohol. Viele Menschen greifen zur Entspannung oder zur besseren Einschlafhilfe auf Alkohol oder Drogen zurück, doch die Wirkung ist oft genau das Gegenteil. Der Konsum von Drogen und Alkohol kann zu einer Verschlechterung des Schlafs führen.

Alkohol, obwohl er langfristig beruhigend wirken kann, sorgt in der Tat dafür, dass man nachts häufiger aufwacht. Es mag vorübergehend helfen, schneller einzuschlafen, aber der Körper wird schnell wach, um die Nebenwirkungen des Alkohols zu bekämpfen. Dies führt zu einem gestörten Schlafrhythmus. Auch der Konsum von stimulierenden Drogen wie Amphetaminen oder Kokain kann den Schlaf beeinträchtigen. Diese Substanzen können den Körper auf Touren bringen und einen statushohe Zustand hervorrufen, der eine erhöhte Herzfrequenz und ein angespanntes Nervensystem verursacht. Dadurch kann das Einschlafen erschwert werden.

Der Konsum von Cannabis kann ebenfalls den Schlaf beeinflussen. Obwohl es kurzfristig eine entspannende Wirkung haben kann, kann es auch zu häufigem und unregelmäßigem Aufwachen führen und die REM-Schlaf-Phase verkürzen. Es kann auch dazu führen, dass der Körper weniger Tiefschlaf durchläuft, was dazu führen kann, dass man sich am nächsten Tag müde fühlt.

Es wird empfohlen, keine Drogen oder Alkohol als Einschlafhilfen zu verwenden. Wenn Sie Schwierigkeiten haben, einzuschlafen, sollten Sie sich stattdessen an einen Arzt oder Spezialisten wenden, um eine geeignete Behandlung zu erhalten. Sie können auch Techniken wie Entspannungsübungen oder Meditation in Betracht ziehen, um den Geist und Körper auf den Schlaf vorzubereiten.

Das Vermeiden von Drogen und Alkohol vor dem Schlafengehen ist besonders wichtig für Menschen mit Schlafapnoe oder anderen Schlafstörungen. Diese können durch Drogen und Alkohol noch verschlimmert werden und zu gefährlichen Atemaussetzern führen. Für ein gesundes Schlafmuster ist es wichtig, auf eine ausgewogene Ernährung und regelmäßige körperliche Aktivität zu achten und sich nach Möglichkeit von Drogen und Alkohol fernzuhalten.

MANUELLE THERAPIEMÖGLICHKEITEN GEGEN SCHLAFSTÖRUNGEN (Z.B. MASSAGEN, AKUPUNKTUR)

Schlafstörungen können das tägliche Leben auf vielfache Weise beeinträchtigen und negative Auswirkungen auf die Gesundheit haben. Die konventionelle Behandlung von Schlafstörungen umfasst häufig Medikamente, bei denen jedoch oft unerwünschte Nebenwirkungen auftreten können. Infolgedessen suchen immer mehr Menschen nach Alternativen zu herkömmlichen Schlafmedikamenten. Eine solche Alternative ist die manuelle Therapie, die durch Entspannung und Stressabbau eine verbesserte Schlafqualität ermöglicht.

Eine Form der manuellen Therapie, die bei Schlafstörungen häufig eingesetzt wird, ist die Massage. Verspannungen und muskuläre Verkrampfungen können zu Unruhe führen, sodass Massagen dazu beitragen können, diese Symptome zu lindern und einen entspannten Zustand zu fördern. Eine Studie mit älteren Erwachsenen mit Schlafstörungen ergab, dass Massagen helfen können, die Schlafqualität zu verbessern, indem sie Stress reduzieren und das Wohlbefinden erhöhen.

Akupunktur ist eine weitere Art der manuellen Therapie, die Verspannungen und Stress abbauen und somit eine verbesserte Schlafqualität fördern kann. Akupunktur basiert auf der Idee, dass der Körper durch Energiebahnen mit dem Qi oder Lebensenergie durchflutet wird. Durch das Ansetzen von Nadeln kann der Energiefluss im Körper harmonisiert werden, was die

Entspannung fördert. Eine Studie mit Frauen in der Menopause zeigte, dass Akupunktur die Schlafqualität und das allgemeine Wohlbefinden verbessern kann.

Neben Massagen und Akupunktur gibt es noch weitere manuelle Therapien, die bei Schlafstörungen helfen können. Eine davon ist die osteopathische Manipulation, die durch die Anwendung von sanften Drucktechniken auf den Körper die Entspannung und damit die Schlafqualität fördern kann. Eine Studie mit älteren Erwachsenen zeigte, dass osteopathische Behandlungen den Schlaf verbessern und zu einer Reduzierung von Schmerzen führen können.

Insgesamt bieten manuelle Therapien eine natürliche Alternative zur konventionellen Behandlung von Schlafstörungen. Jedoch sollte man immer einen qualifizierten Fachmann aufsuchen, der fundierte Kenntnisse im jeweiligen Bereich hat. Massagen, Akupunktur und andere manuelle Therapiemöglichkeiten können in Kombination mit einer gesunden Schlafumgebung, einer zugewandten Schlafhygiene und einer gesunden Lebensweise helfen, Schlafstörungen zu lindern und somit eine bessere Gesundheit und Lebensqualität zu erlangen.

DIE AUSWIRKUNGEN VON SCHLAFMEDIKAMENTEN AUF DIE GESUNDHEIT

Schlafstörungen beeinträchtigen oft die Lebensqualität und können verschiedene negative Auswirkungen auf die Gesundheit haben. Im Umgang mit Schlafstörungen greifen viele Menschen auf Schlafmedikamente zurück, um ihre Schlafprobleme schnell und effektiv zu behandeln. Diese Medikamente beeinflussen jedoch das Gehirn und können unerwünschte Nebenwirkungen verursachen.

Es gibt verschiedene Arten von Schlafmedikamenten, die zur Behandlung von Schlafstörungen eingesetzt werden können. Eine Art von Schlafmedikamenten sind Benzodiazepine. Diese Medikamente werden oft als Beruhigungsmittel oder angstlösende Mittel verschrieben, da sie das Gehirn beeinflussen und Entspannung und Schläfrigkeit fördern. Ein Beispiel für eine häufig verschriebene Benzodiazepin ist Diazepam, auch bekannt als Valium.

Andere Arten von Schlafmedikamenten sind sogenannte Z-Drugs. Dazu gehören Medikamente wie Zolpidem (Ambien) und Zaleplon (Sonata). Diese Medikamente wirken ähnlich wie Benzodiazepine, indem sie das Gehirn beeinflussen und Schläfrigkeit fördern. Sie sollen jedoch spezifischer auf die Behandlung von Schlafstörungen ausgerichtet sein, was bedeutet, dass sie schnell wirken und schnell aus dem Körper ausgeschieden werden.

Obwohl Schlafmedikamente zur Behandlung von Schlafstörungen wirksam sein können, gibt es viele potenzielle Nebenwirkungen, die berücksichtigt werden müssen. Ein häufiges Risiko von Schlafmedikamenten ist eine Abhängigkeit. Schlafmedikamente können zu starken Abhängigkeiten und Sucht führen, wenn sie über einen längeren Zeitraum eingenommen werden.

Ein weiteres Risiko von Schlafmedikamenten ist, dass sie das Gehirn beeinflussen und zu Gedächtnisverlust und Beeinträchtigungen der kognitiven Fähigkeiten führen können. Menschen, die regelmäßig Schlafmedikamente einnehmen, können auch Probleme haben, Aufgaben des täglichen Lebens auszuführen, wie zum Beispiel Autofahren.

Zusätzlich können Schlafmedikamente auch zu unerwünschten körperlichen Nebenwirkungen führen, wie Übelkeit, Schwindel oder Schläfrigkeit am nächsten Tag. Dies kann dazu führen, dass Menschen sich tagsüber müde und unwohl fühlen, was zu einem weiteren Verlust an Lebensqualität führen kann.

Insgesamt sollten Schlafmedikamente nur unter der direkten Anleitung und Überwachung eines Arztes eingenommen werden. Es ist wichtig, die langfristigen Risiken und Nebenwirkungen von Schlafmedikamenten zu verstehen, bevor man sich für eine Behandlung mit diesen Medikamenten entscheidet. Es gibt auch alternative Behandlungsmethoden, darunter psychotherapeutische Ansätze, Atemtherapie und Naturheilmittel, die bei milden oder moderaten Schlafproblemen eingesetzt werden können.

ALTERNATIVEN ZU SCHLAFMEDIKAMENTEN: SCHLAFTEES UND ANDERE NATÜRLICHE HEILMITTEL

Menschen, die unter Schlafstörungen leiden, greifen oft auf Schlafmedikamente zurück, um eine erholsame Nachtruhe zu erreichen. Langfristig kann die Einnahme von Medikamenten jedoch negative Auswirkungen auf die Gesundheit haben. Deshalb suchen viele Menschen nach natürlichen Alternativen, um ihre Schlafprobleme zu lösen. Hier kommen Schlaftees und andere natürliche Heilmittel ins Spiel.

Schlaftees sind Kräutertees, die speziell für die Entspannung und Beruhigung vor dem Einschlafen entwickelt wurden. Diese Tees enthalten oft Zutaten wie Kamille, Baldrian, Passionsblume, Lavendel oder Hopfen. Diese Kräuter werden seit Jahrhunderten für ihre beruhigende Wirkung auf den Körper und Geist verwendet. Die Kräuter in Schlaftees können dazu beitragen, Schlafstörungen zu lindern, indem sie den Körper entspannen und beruhigen.

Eine weitere Option sind ätherische Öle, die als natürliche Heilmittel gegen Schlafstörungen eingesetzt werden. Besonders populär sind die Öle von Lavendel, Kamille und Ylang-Ylang. Diese Öle haben eine beruhigende Wirkung auf das Nervensystem und können beim Entspannen helfen. Einige Menschen geben ein paar Tropfen ätherisches Öl auf ihr Kopfkissen oder nutzen sie im Rahmen von Aromatherapie.

Neben Tee und ätherischen Ölen gibt es auch weitere natürliche Heilmittel, die beim Schlafen helfen können. Dazu gehören beispielsweise Entspannungsübungen wie Yoga und Meditation, die den Geist beruhigen und den Körper entspannen. Auch sanfte Musik oder Naturgeräusche, wie das Rauschen von Wellen oder das Zwitschern von Vögeln, können dazu beitragen, den Körper zu entspannen und in den Schlaf zu versetzen.

Bei der Verwendung von natürlichen Heilmitteln ist es wichtig, darauf zu achten, dass sie mit anderen Medikamenten oder gesundheitlichen Problemen kompatibel sind. Es ist immer ratsam, vor der Einnahme oder Anwendung eines natürlichen Heilmittels mit einem Arzt oder Heilpraktiker zu sprechen.

Fazit: Natürliche Heilmittel können eine sanfte und wirkungsvolle Alternative zu Schlafmedikamenten sein. Sie sind häufig weniger invasiv und können langfristig dazu beitragen, Schlafstörungen zu lindern. Bevor Sie jedoch ein natürliches Heilmittel ausprobieren, sollten Sie sich immer an einen Fachmann wenden, um sicherzustellen, dass es für Sie geeignet ist und keine Wechselwirkungen mit anderen Medikamenten oder gesundheitlichen Problemen auftreten.

UNTERSTÜTZENDE HILFSMITTEL GEGEN SCHLAFSTÖRUNGEN (Z.B. SCHLAFMASKEN, OHRSTÖPSEL)

Unabhängig davon, ob Schlafstörungen aufgrund von Stress, einer unzureichenden Schlafhygiene, einer unbequemen Schlafumgebung oder anderen Faktoren auftreten, können sie einen erheblichen Einfluss auf die Lebensqualität haben. Glücklicherweise gibt es viele unterstützende Hilfsmittel, die den Schlaf verbessern und zu einem ruhigeren und erholteren Schlaf beitragen können.

Eine der einfachsten Optionen zur Verbesserung der Schlafqualität ist die Verwendung von Ohrstöpseln oder Ohrenschützern. Diese können dazu beitragen, Lärmquellen wie Verkehrslärm, Schnarchen oder laute Nachbarn zu minimieren, die den Schlaf stören können. Ohrstöpsel sind in verschiedenen Arten erhältlich, darunter Einweg- und wiederverwendbare Modelle sowie solche, die speziell für bestimmte Lärmquellen wie Schnarchen entwickelt wurden.

Eine andere Möglichkeit zur Verbesserung des Schlafs ist die Verwendung von Schlafmasken. Diese können dazu beitragen, das Licht zu blockieren, das den Schlaf stören kann, insbesondere wenn Ihr Schlafraum nicht ausreichend abgedunkelt ist. Schlafmasken werden in vielen verschiedenen Designs und Stilen angeboten, von einfachen, einfachen Masken bis hin zu bequemen und stützenden Versionen, die speziell für Seitenschläfer entwickelt wurden.

Ein weiteres unterstützendes Hilfsmittel gegen Schlafstörungen ist ein Kissen, das speziell für Seitenschläfer konzipiert ist. Diese Kissen bieten zusätzliche Unterstützung für den Nacken und können dazu beitragen, Schnarchen und andere Schlafprobleme zu reduzieren. Ein weiterer Vorteil dieser Kissen ist, dass sie die Wirbelsäule in einer natürlichen Position halten können, was zu einer besseren Ausrichtung der Wirbelsäule und zu einer Reduzierung von Rücken- und Nackenschmerzen führen kann.

Einigen Menschen kann auch eine Gewichtsdecke oder eine beschwerte Decke helfen, besser zu schlafen. Diese Decken sind mit Taschen oder Einsätzen gefüllt, die ein zusätzliches Gewicht erzeugen. Sie können dazu beitragen, eine tiefere Entspannung zu erreichen und den Schlaf zu verbessern, indem sie den Druck auf den Körper erhöhen und ein Gefühl der Geborgenheit vermitteln.

Ähnlich wie die beschwerten Decken hilft auch das typische Körperkissen einigen Menschen dabei, den Schlaf zu verbessern. Dies ist ein großes, lang gezogenes Kissen, das den ganzen Körper umschlingt, um eine bequeme Unterstützung zu bieten. Sie können dazu beitragen, das Schnarchen zu reduzieren, Schlafstörungen zu verbessern und den Körper in einer angenehmen Position zu halten.

Zusammenfassend ist die Verwendung von unterstützenden Hilfsmitteln eine großartige Möglichkeit, um den Schlaf zu verbessern und Schlafstörungen zu minimieren. Die Möglichkeit, Störfaktoren wie Licht, Lärm oder unangenehme Positionen zu minimieren oder zu beseitigen, kann die Gesundheit und das Wohlbefinden verbessern. Bevor Sie mitunterstützende Hilfsmittel nutzen, sprechen Sie jedoch mit Ihrem Arzt, um sicherzustellen, dass diese sich auf Ihre Behandlungsoptionen auswirken können.

DER EINFLUSS VON ELEKTRONIK AUF DEN SCHLAF

In unserer modernen Welt sind wir umgeben von elektronischen Geräten wie Smartphones, Tablets, Fernseher und Laptops. Doch wie beeinflussen sie unseren Schlaf? Diese Frage beschäftigt nicht nur Wissenschaftler, sondern auch viele Menschen, die unter Schlafstörungen leiden und nach Möglichkeiten suchen, um ihre Schlafqualität zu verbessern.

Studien haben gezeigt, dass die Nutzung von elektronischen Geräten vor dem Schlafengehen die Qualität und Dauer des Schlafs beeinflussen kann. Der Grund dafür liegt in dem blauen Licht, das von den Bildschirmen ausgestrahlt wird. Dieses Licht hemmt die Produktion von Melatonin, einem Hormon, das den Schlaf-Wach-Rhythmus reguliert. Wenn die Produktion von Melatonin gehemmt wird, kann dies zu Einschlafproblemen und gestörtem Schlaf führen.

Darüber hinaus kann die Nutzung von elektronischen Geräten vor dem Schlafengehen dazu führen, dass sich das Gehirn aufgrund der konstanten Stimulation schwerer abschaltet. Dies kann zu Schlafstörungen und einem unruhigen Schlaf führen.

Um die Auswirkungen von Elektronik auf den Schlaf zu minimieren, sollten elektronische Geräte mindestens eine Stunde vor dem Schlafengehen ausgeschaltet werden. Dies gibt dem Gehirn genügend Zeit, sich zu beruhigen und auf den Schlaf vorzubereiten. Zusätzlich können auch spezielle Programme oder Apps verwendet werden, die das blauweiße Licht ausfiltern und somit den Melatoninspiegel nicht beeinflussen.

Es ist auch wichtig, ein Schlafzimmer zu schaffen, das

ausschließlich zum Schlafen und Erholen genutzt wird. Das bedeutet, dass keine elektronischen Geräte wie Fernseher oder Computer im Schlafzimmer vorhanden sein sollten. Stattdessen sollten Schlafzimmer ruhig, kühl und dunkel gehalten werden, um eine optimale Schlafumgebung zu schaffen.

Zusammenfassend lässt sich sagen, dass Elektronik einen erheblichen Einfluss auf den Schlaf hat. Insbesondere das blaue Licht, das von Bildschirmen ausgestrahlt wird, kann dazu führen, dass der Melatoninspiegel gehemmt wird und unser Schlaf beeinträchtigt wird. Um die Auswirkungen von Elektronik auf den Schlaf zu minimieren, sollten elektronische Geräte mindestens eine Stunde vor dem Schlafengehen ausgeschaltet werden und ein Schlafzimmer sollte eine ruhige, kühle und dunkle Schlafumgebung bieten.

EMPFEHLUNGEN ZUR VERBESSERUNG VON SCHLAFQUALITÄT UND -DAUER

Guter Schlaf ist wichtig für die Gesundheit. Doch viele Menschen leiden unter Schlafstörungen, die zu einer unzureichenden Schlafqualität und -dauer führen. Glücklicherweise gibt es einige Maßnahmen, die man ergreifen kann, um den Schlaf zu verbessern.

1. Schlafroutine etablieren: Es kann helfen, jeden Abend zur gleichen Zeit schlafen zu gehen und aufzustehen, um dem Körper eine Routine zu geben. Dadurch wird er angewiesen, wann es Zeit ist, zu schlafen und wann er aufwachen soll.

2. Entspannungstechniken anwenden: Vor dem Schlafengehen kann es hilfreich sein, Entspannungstechniken anzuwenden, wie zum Beispiel Yoga oder Progressive Muskelentspannung. Das senkt den Stress und bereitet den Körper auf den Schlaf vor.

3. Schlafraum optimieren: Ein ruhiger und dunkler Schlafraum ist wichtig für eine gute Schlafqualität. Um die Lärm- und Lichtquelle zu reduzieren, können Schlafmasken und Ohrstöpsel verwendet werden.

4. Technologie verbannen: Elektronische Geräte können den Schlaf stören und den Melatoninspiegel senken. Es ist daher ratsam, diese einige Zeit vor dem Schlafengehen auszuschalten oder am besten ganz aus dem Schlafraum zu entfernen.

5. Sport treiben: Sport kann helfen, Stress abzubauen und das Energieniveau zu verbessern. Ein moderates Training kann zur Verbesserung des Schlafs führen.

6. Ernährung anpassen: Frauen und Männer sollten sich mit einer ausgewogenen Ernährung aus Verwertbarem und abwechslungsreicher Kost versuchen zu ernähren. Auf schwere Mahlzeiten, Koffein und Alkohol ist vor dem Schlafen verzichten empfehlenswert.

7. Tageslicht ausnutzen: Unser Körper reagiert auf natürliches Licht, so dass es helfen kann, am Tag so viel wie möglich davon zu bekommen. Gehen Sie am Morgen raus oder arbeiten Sie am Tag in Bereichen mit natürlicher Beleuchtung.

8. Sich wohlfühlen: Eine bequeme Matratze und ein angenehmes Kissen können zur Verbesserung des Schlafs beitragen. Es ist ratsam zu prüfen, ob man auch in der richtigen Schlafposition liegen und das Bett die für Sie richtige Weiche aufweist.

9. Entspannende Aktivitäten vor dem Schlafengehen ausüben: Beruhigende Aktivitäten, wie zum Beispiel ein warmes Bad oder Lesen eines Buches, können den Körper zur Entspannung anregen und den Übergang zu einem besseren Schlaf erleichtern.

Falls die Schlafstörungen trotz dieser Maßnahmen nicht besser werden, ist es wichtig, medizinische Hilfe in Anspruch zu nehmen. Ein Arzt kann weiterführende Therapiemöglichkeiten empfehlen, um den Schlaf zu verbessern. Durch die Verbesserung des Schlafs kann man seine allgemeine Gesundheit und Wohlbefinden steigern.

DIE ROLLE VON MEDITATION UND YOGA BEI DER VERBESSERUNG DES SCHLAFS

Die heutige Gesellschaft ist voller Hektik und bringt Stress in vielen Lebensbereichen mit sich. Stress ist bekannt dafür, schlecht für den Schlaf zu sein, wodurch das Einschlafen und das Durchschlafen in der Nacht erschwert werden. Meditation und Yoga bieten eine gute Möglichkeit, den Stresspegel im Alltag zu senken, wodurch sich auch der Schlaf verbessern kann.

Yoga ist eine jahrtausendealte Praxis, die aus Indien stammt, und eine Kombination aus Atemübungen, Körperhaltungen, Dehnungen und Entspannungstechniken umfasst. Durch die Praxis von Yoga werden Körper und Geist beruhigt, was wiederum dazu beitragen kann, das Nerven- und Hormonsystem zu regulieren und den Körper in einen Zustand der Entspannung zu versetzen. Dies kann dazu führen, dass Stress und Angstgefühle reduziert werden, wodurch der Schlaf verbessert wird.

Meditation ist eine Technik zur Beruhigung des Geistes, die ebenfalls aus Asien stammt und in vielen verschiedenen Formen praktiziert werden kann. Das Konzept der Meditation besteht darin, den Geist von störenden Gedanken und Emotionen zu befreien und sich auf den gegenwärtigen Moment zu konzentrieren. Es gibt unzählige Arten von Meditation, von den traditionellen Methoden bis hin zu modernen Technologien und Apps, die helfen können, den Geist in einen ruhigen und entspannten Zustand zu versetzen, was sich positiv auf den Schlaf auswirken kann.

Es gibt auch spezielle Yoga-Übungen und Meditationstechniken, die darauf abzielen, den Schlaf zu verbessern. Dazu gehören zum Beispiel "yogic sleep" (auch bekannt als Yoga Nidra), eine Art von Tiefenentspannung, bei der der Körper in einen tiefen Ruhezustand versetzt wird, sowie "shavasana" (die Totenstellung), eine Übung, bei der der Körper komplett entspannt auf dem Rücken liegt und der Geist sich auf den Atem konzentriert.

Es gibt auch spezielle Atemübungen, die den Körper und die Gedanken beruhigen und den Schlaf verbessern können. Die sogenannte "progressive muscle relaxation" (progressive Muskelentspannung) ist ebenfalls eine bewährte Methode, um den Körper zu entspannen und den Stress abzubauen.

Insgesamt gibt es viele Möglichkeiten, Yoga und Meditation in den Alltag zu integrieren, um den Schlaf zu verbessern. Für Anfänger kann es hilfreich sein, einen Kurs oder eine Gruppenstunde zu besuchen, um die richtige Technik zu erlernen und von einem professionellen Trainer angeleitet zu werden. Wer lieber zu Hause praktizieren möchte, kann auf viele Online-Ressourcen und Yoga-Apps zurückgreifen, die speziell auf Schlafprobleme ausgerichtet sind.

Zusammenfassend lässt sich sagen, dass Yoga und Meditation ein wirksames Mittel sein können, um Stress abzubauen und den Schlaf zu verbessern. Durch die Praxis von Yoga und Meditation wird die Entspannung des Körpers und des Geistes gefördert, was den Schlaf erholsamer und tiefer machen kann.

WIE MAN KINDER UND BABYS BEI SCHLAFSTÖRUNGEN HELFEN KANN

Kinder und Babys können aufgrund unterschiedlicher Gründe an Schlafstörungen leiden. Das kann für Eltern sehr herausfordernd sein und zu einer Belastung werden. Wichtig ist jedoch, dass Eltern in solchen Situationen Ruhe bewahren und mit geeigneten Maßnahmen ihrem Kind helfen.

Hier sind einige Tipps, die Eltern anwenden können, um Kindern bei Schlafstörungen zu helfen:

1. Routine etablieren: Es ist wichtig, eine Schlafroutine für das Kind zu etablieren und diese strikt einzuhalten. Eine regelmäßige Schlafenszeit und ausreichend Zeit zum Entspannen sollten festgelegt werden. Routinen können helfen, das Kind auf den Schlaf vorzubereiten und ihm dabei helfen, leichter einzuschlafen.

2. Schlafumgebung: Eine komfortable Schlafumgebung ist ebenfalls wichtig, um das Kind beim Schlaf zu unterstützen. Das Zimmer sollte ruhig, abgedunkelt und gut belüftet sein. Weiche Bettwäsche und Kissen sollten ausgewählt werden, um dem Kind Komfort zu bieten.

3. Entspannung fördern: Entspannungstechniken können helfen, das Kind zu beruhigen und zum Schlafen zu bringen. Das Vorlesen einer Geschichte oder das Spielen von sanfter Musik können hierbei helfen.

4. Entspannungsbad: Ein warmes Bad vor dem Schlafengehen kann das Kind beruhigen und dazu beitragen, dass es leichter

einschläft.

5. Unruhiges Verhalten: Kinder können unruhiges Verhalten zeigen, wenn sie sich unwohl fühlen oder krank sind. Es ist wichtig, diese Ursachen zu finden und sie zu beheben, um dem Kind beim Schlafen zu helfen.

6. Reduzierung von Stimulation: Die Reduzierung von Stimulation kann dazu beitragen, das Kind zu beruhigen und ihm zu einer erholsamen Nachtruhe zu verhelfen. Vermeiden Sie TV, Spielzeuge und Aktivitäten, die das Kind aufwühlen oder aufregen könnten.

7. Einschlafrituale: Einschlafrituale können helfen, das Kind auf den Schlaf vorzubereiten. Beispielsweise kann das Herunterfahren elektronischer Geräte und das Ausschalten von Lichtern einige Zeit vor dem zu Bett gehen helfen.

8. Beratung einholen: In schweren Fällen sollten Eltern einen Kinderarzt oder Schlafexperten konsultieren, um weitere Tipps und Ratschläge zu erhalten. Fachleute können helfen, die Ursache der Schlafstörungen zu identifizieren und das Problem zu lösen.

Schlafstörungen bei Kindern und Babys können belastend sein, aber es gibt Hoffnung. Eltern sollten mit ihren Kindern Geduld haben und die verschiedenen oben genannten Techniken anwenden, um Unruhe vor der Schlafenszeit zu minimieren und das Kind wieder zu einem bequemen und erholsamen Schlaf zu führen.

WIE ELTERN IHREN EIGENEN SCHLAF VERBESSERN KÖNNEN, WENN SIE EIN KIND MIT SCHLAFPROBLEMEN HABEN

Für Eltern kann es schwierig sein, einen ausreichenden und qualitativ hochwertigen Schlaf zu bekommen, wenn sie ein Kind mit Schlafproblemen haben. Die Bedürfnisse eines Babys oder Kleinkindes können den Schlaf der Eltern stören, was zu einer Reihe von unerwünschten Auswirkungen auf die Gesundheit führen kann. Hier sind einige Tipps, wie Eltern ihren eigenen Schlaf verbessern können, wenn sie ein Kind mit Schlafproblemen haben.

1. Priorisieren Sie den Schlaf: Es ist wichtig, den Schlaf als Priorität zu setzen und sicherzustellen, dass Sie genügend Schlaf bekommen. Versuchen Sie, eine Schlafroutine zu etablieren und halten Sie sich an eine regelmäßige Schlafenszeit, um sicherzustellen, dass Sie ausreichend Schlaf bekommen.

2. Teilen Sie sich die Nachtarbeit auf: Wenn Sie und Ihr Partner sich die Arbeit teilen und abwechselnd die Nachtschicht übernehmen, können Sie sicherstellen, dass Sie abwechselnd eine ordentliche Schlafroutine haben.

3. Schaffen Sie eine beruhigende Schlafumgebung: Ein ruhiges Schlafzimmer, eine bequeme Bettwäsche sowie regelmäßige Schlafroutine, können Ihnen helfen, sich auf die Schlafphasen zu konzentrieren. Behalten Sie die Schlafroutine auch am Wochenende und an Feiertagen bei, um Durcheinander bei der Schlafphase und Umgebung zu vermeiden.

4. Nutzen Sie die Mittagsschlafzeit des Kindes: Wenn Ihr Kind mittags schläft, nutzen Sie diese Zeit, um sich auszuruhen und nachzuschlafen. Dies kann Ihnen helfen, den Schlafmangel auszugleichen und sich zu erholen.

5. Nutzen Sie Entspannungstechniken: Versuchen Sie, Entspannungstechniken wie Meditation oder Atemübungen vor dem Schlafengehen auszuprobieren, um sich zu entspannen und den Schlaf zu erleichtern.

6. Vermeiden Sie Koffein und Alkohol: Koffein und Alkohol können den Schlaf stören, daher sollten Sie den Konsum dieser Stoffe reduzieren oder am besten ganz vermeiden.

7. Reduzieren Sie elektronische Geräte: Versuchen Sie, elektronische Geräte wie Computer und Smartphones aus dem Schlafzimmer zu verbannen und nutzen Sie stattdessen entspannende Techniken und ruhige Aktivitäten.

Es ist wichtig, dass Eltern sich ausreichend Schlaf und Ruhe gönnen, um gesund und fit zu bleiben. Durch die Umsetzung dieser Tipps können Eltern sicherstellen, dass sie eine qualitativ hochwertige Nachtruhe haben, um die Herausforderungen des Tages zu meistern, insbesondere wenn es um die Betreuung eines Kindes geht, das Schlafprobleme hat.

DIE ROLLE VON SCHLAFAPNOE BEI SCHLAFSTÖRUNGEN

Schlafapnoe ist eine der häufigsten Schlafstörungen und wird oft nicht erkannt oder ignoriert. Es handelt sich dabei um eine Atemstörung, die dazu führt, dass man während des Schlafs wiederholt und vorübergehend aufhört zu atmen. Dies kann dazu führen, dass der Körper in brenzligen Situationen aufwacht und dadurch der Schlaf unterbrochen wird. Schlafapnoe kann zu ernsteren Gesundheitsproblemen führen, wie z.B. Bluthochdruck, Herzinfarkt und Schlaganfall.

Schlafapnoe tritt in drei verschiedenen Formen auf, die als "Obstruktive Schlafapnoe", "Zentrale Schlafapnoe" und "Komplexe Schlafapnoe-Syndrome" bezeichnet werden.

1. Obstruktive Schlafapnoe (OSA): Die obstruktive Schlafapnoe ist die häufigste Form der Schlafapnoe und tritt auf, wenn die Atemwege während des Schlafs durch das erschlaffte Gewebe der Rachen- oder Mundhöhle blockiert werden. Der Betroffene atmet dann flach oder hört völlig auf zu atmen.

2. Zentrale Schlafapnoe (CSA): Die zentrale Schlafapnoe ist seltener als die obstruktive Schlafapnoe. Bei dieser Form wird die Atmung durch einen Mangel an Kohlendioxid im Blutgesteuert, was zu flachen oder fehlenden Atemzügen führt. Diese Form tritt häufiger bei Menschen mit Herzinsuffizienz oder neurologischen Erkrankungen auf.

3. Komplexe Schlafapnoe-Syndrome (CompSA): Das komplexe Schlafapnoe-Syndrom ist eine Kombination aus obstruktiver und zentraler Schlafapnoe und tritt bei Menschen auf, die sowohl die Symptome der obstruktiven als auch der zentralen Schlafapnoe

aufweisen.

Die Symptome der Schlafapnoe sind vielfältig und können je nach Schweregrad der Erkrankung variieren. Ein häufiges Symptom ist lautem Schnarchen, das durch Atemaussetzer, Husten oder Keuchen unterbrochen wird. Andere Symptome sind Tagesmüdigkeit, Kopfschmerzen am Morgen, Reizbarkeit und Konzentrationsschwäche.

Um Schlafapnoe zu diagnostizieren, ist eine Übernachtung in einem Schlaflabor notwendig, wo man aufgezeichnet wird und beobachtet wird, während man schläft. Es gibt auch tragbare Geräte, die man zu Hause verwenden kann, um Schlafapnoe zu diagnostizieren.

Behandlungsmöglichkeiten für Schlafapnoe umfassen eine Gewichtsabnahme, die Vermeidung von Alkohol und Beruhigungsmitteln, die Verwendung von Atemhilfen oder die Verwendung eines CPAP-Geräts (Continuous Positive Airway Pressure), das dabei hilft, eine offene Atemweg durch einen konstanten Druck während der Atmungszyklen aufrechtzuerhalten. In schwerwiegenderen Fällen kann eine Operation notwendig sein.

Es ist wichtig, Schlafapnoe zu behandeln, da sie nicht nur zu einer schlechten Schlafqualität führt, sondern auch langfristige Gesundheitsprobleme verursachen kann. Wenn Sie vermuten, dass Sie an Schlafapnoe leiden, sollten Sie einen Arzt aufsuchen, um die Diagnose und Behandlungsmöglichkeiten zu besprechen.

SCHLAFSTÖRUNGEN BEI ÄLTEREN MENSCHEN

Mit zunehmendem Alter kann es zu verschiedenen Veränderungen des Schlafs kommen. Das bedeutet, dass ältere Menschen häufiger von Schlafstörungen betroffen sind. Es gibt mehrere Gründe, warum ältere Menschen Schlafprobleme haben können, und einige davon sind natürliche Alterungsprozesse. Es ist jedoch wichtig zu beachten, dass auch ältere Menschen qualitativ und quantitativ guten Schlaf haben sollten, um gesund zu bleiben.

Ursachen von Schlafstörungen bei älteren Menschen

Es gibt viele mögliche Ursachen für Schlafstörungen bei älteren Menschen. Einige der häufigsten Ursachen sind:

- Veränderungen des Schlafmusters: Im Allgemeinen schlafen ältere Menschen weniger tief und haben häufiger Unterbrechungen des Schlafs als jüngere Menschen. Das bedeutet, dass ältere Menschen möglicherweise öfter aufwachen und wachen bleiben müssen, bis sie wieder einschlafen können.

- Veränderungen des Melatoninspiegels: Melatonin ist ein Hormon, das normalerweise nachts produziert wird und uns hilft einzuschlafen. Bei älteren Menschen wird das Hormon häufiger während des Tages produziert, was zu Schlafproblemen führen kann.

- Veränderungen im zirkadianen Rhythmus: Der zirkadiane Rhythmus, auch bekannt als unsere innere biologische Uhr, beeinflusst unseren Schlaf-Wach-Zyklus. Wenn dieser Rhythmus gestört wird, kann es schwieriger werden, einzuschlafen und durchzuschlafen.

- Schlafapnoe: Ältere Menschen haben ein höheres Risiko für Schlafapnoe, eine Schlafstörung, bei der die Atmung während des Schlafs vorübergehend unterbrochen wird.

- Medikamente: Ältere Menschen nehmen häufiger Medikamente ein, die den Schlaf beeinflussen können.

Bedeutung guter Schlafqualität im Alter

Guter Schlaf ist für ältere Menschen genauso wichtig wie für jüngere. Wenn ältere Menschen schlecht schlafen, können sie tagsüber Probleme wie geistige Verwirrung, Gereiztheit, Depression und Schläfrigkeit erfahren. Außerdem können Schlafprobleme das Risiko für Stürze und andere Unfälle erhöhen.

Es gibt auch einige spezifische gesundheitliche Auswirkungen von Schlafstörungen bei älteren Menschen:

- Gedächtnisstörungen: Schlechter Schlaf kann zu Problemen bei der Gedächtnisbildung und -konsolidierung führen.

- Herzerkrankungen: Schlafstörungen können das Risiko für Bluthochdruck, Herzinfarkt und Schlaganfall erhöhen.

- Diabetes: Schlafstörungen können das Risiko für Diabetes erhöhen.

- Stimmungsstörungen: Schlafstörungen können das Risiko für Depressionen erhöhen.

Verbesserung der Schlafqualität bei älteren Menschen

Glücklicherweise gibt es eine Reihe von Strategien, die älteren Menschen helfen können, besseren Schlaf zu bekommen. Einige dieser Strategien sind:

- Regelmäßiger Schlafroutine: Ältere Menschen sollten sich bemühen, jeden Tag zur gleichen Zeit ins Bett zu gehen und aufzustehen.

- Schlafumgebung: Die Schlafumgebung sollte komfortabel und

ruhig sein, um guten Schlaf zu fördern.

- Regelmäßige körperliche Aktivität: Regelmäßige körperliche Aktivität kann älteren Menschen helfen, besser zu schlafen.

- Vermeidung von Stimulanzien: Es ist wichtig, stimulierende Substanzen wie Koffein und Nikotin zu vermeiden, insbesondere am späten Nachmittag und Abend.

- Stressreduktion: Entspannungstechniken wie Yoga, Meditation und Progressive Muskelentspannung können älteren Menschen helfen, Stress abzubauen und besser zu schlafen.

- Behandlung von Schlafapnoe: Wenn Schlafapnoe ein Problem ist, kann eine Behandlung mit einem CPAP-Gerät helfen, den Schlaf zu verbessern.

Fazit

Schlafstörungen können für ältere Menschen ein ernsthaftes Problem darstellen, aber es gibt viele Strategien, die helfen können. Wenn ältere Menschen Schlafprobleme haben, sollten sie einen Arzt aufsuchen, um mögliche gesundheitliche Ursachen auszuschließen und Behandlungsoptionen zu besprechen. Mit der richtigen Pflege und Aufmerksamkeit können ältere Menschen qualitativ guten Schlaf genießen, um gesund und glücklich zu bleiben.

WANN MAN EINEN ARZT AUFSUCHEN SOLLTE UND WELCHE BEHANDLUNGSMÖGLICHKEITEN ES GIBT.

Schlafstörungen können eine ernsthafte Belastung für die Gesundheit sein und sollten nicht unbeachtet bleiben. Wenn Methoden zur Verbesserung der Schlafqualität nicht helfen, ist es wichtig, einen Arzt aufzusuchen, um eine genaue Diagnose zu erhalten und eine angemessene Behandlung zu planen. Hier sind einige Bedingungen, bei denen es ratsam ist, einen Arzt zu konsultieren:

- Schlaflosigkeit, die länger als ein paar Wochen anhält oder regelmäßig wiederkehrt.
- Übermäßige Tagesmüdigkeit und Benommenheit, die die täglichen Aktivitäten beeinträchtigen.
- Schnarchen und unregelmäßiges Atmen während des Schlafs.
- Schlafstörungen, die durch Angstzustände oder Depressionen verursacht werden.
- Unruhige Beine-Syndrom (RLS), das durch Kribbeln und Schmerzen in den Beinen verursacht wird und den Schlaf stört.
- Schlafapnoe, eine schwere Form von Schnarchen, die durch das vorübergehende Stoppen der Atmung während des Schlafs verursacht wird.
- Parasomnien, Schlafstörungen durch ungewöhnliche Verhaltensweisen während des Schlafens, wie Schlafwandeln oder Alpträume.

Je nach Diagnose gibt es verschiedene Behandlungsoptionen.

Diese reichen von Veränderungen des Lebensstils und Verhaltensweisen bis hin zu verschreibungspflichtigen Medikamenten.

Zu den häufigsten nicht-medikamentösen Therapien gehören kognitive Verhaltenstherapie und Schlafhygiene-Maßnahmen, die darauf abzielen, einen besseren Schlafplan und -umgebung zu schaffen. Entspannungstechniken wie Yoga und Meditation können ebenfalls helfen, den Schlaf zu verbessern.

In einigen Fällen kann eine medizinische Behandlung erforderlich sein. Beispielsweise können benzodiazepinhaltige Medikamente zur kurzfristigen Linderung von Schlaflosigkeit verschrieben werden, während andere Medikamente wie Antidepressiva oder Antipsychotika zur Behandlung von Schlafstörungen eingesetzt werden können, die durch Angstzustände oder Depressionen verursacht werden.

In schweren Fällen von Schlafapnoe oder RLS können spezielle Geräte wie CPAP (kontinuierlicher positiver Atemwegsdruck) verwendet werden, um die Atmung während des Schlafs zu regulieren und die Symptome zu lindern.

Insgesamt ist es wichtig, sich bei Schlafstörungen nicht hilflos zu fühlen. Die Suche nach professioneller Hilfe kann dazu beitragen, dass man wieder erholsamen Schlaf erhält und die damit verbundenen gesundheitlichen Vorteile genießen kann.